Jörg Hilbert / Felix Janosa

RITTER ROST
FÜR GITARRE(N)

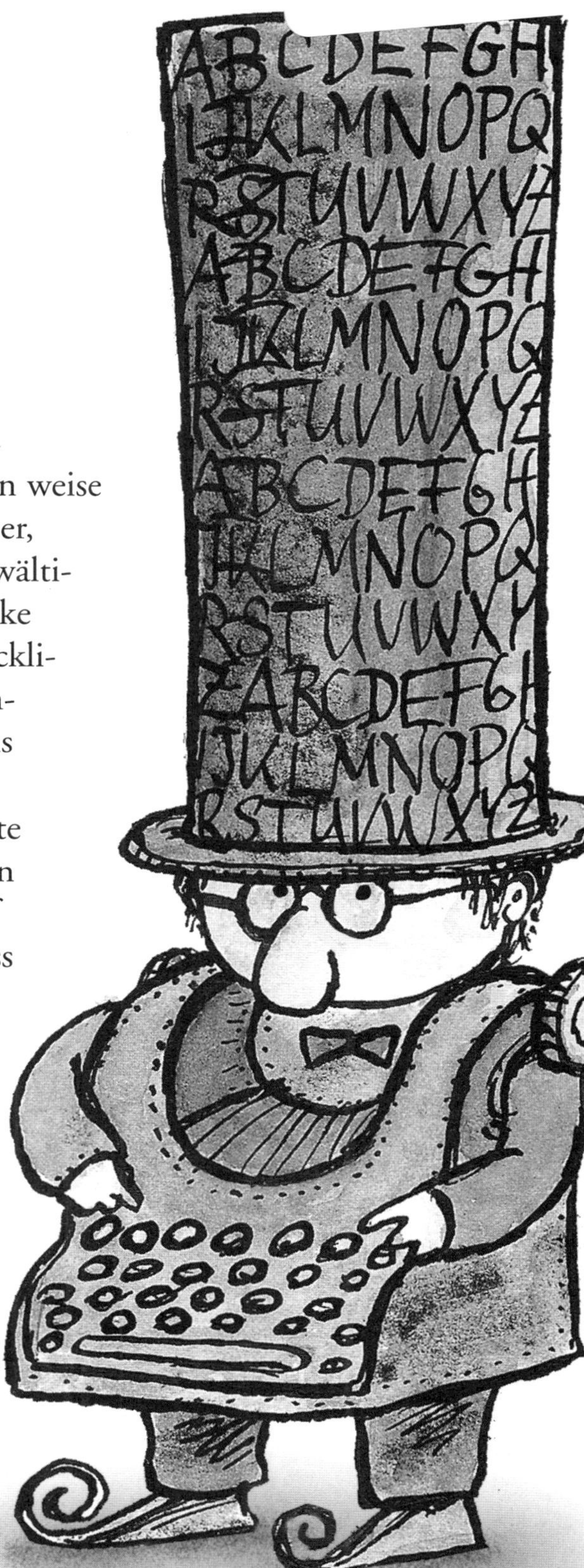

Sehr geehrter Musiker,

im Auftrage König Bleifuß des Verbogenen weise ich, Ratzefummel, königlicher Hofschreiber, darauf hin, dass Sie nach erfolgreicher Bewältigung eines der folgenden ritterlichen Stücke befugt und berechtigt sind, *erstens* die glücklichen Herzwünsche seiner Majestät entnehmenzugeben, *ferner* zu erhalten den jeweils passenden Orden (welchen Sie freundlicherweise der beigehefteten Aufkleberseite entnehmen möchten), sowie *letztens* diesen an die jeweils dafür vorgesehene Stelle auf der Folgeseite zu kleben. Für den Fall, dass Sie *nicht* vertraut sein sollten mit Ritter Rost, dem tapferen Helden vieler Bücher und unserer wundersamen Blechwelt, werde ich mir überdies erlauben, im Folgenden einige erklärende Erklärungen zu erklären.
Mit gnädigem Gruße

XXX

Ratzefummel,
königlicher Hofschreiber

HUG
MUSIKVERLAGE

Edition Conbrio

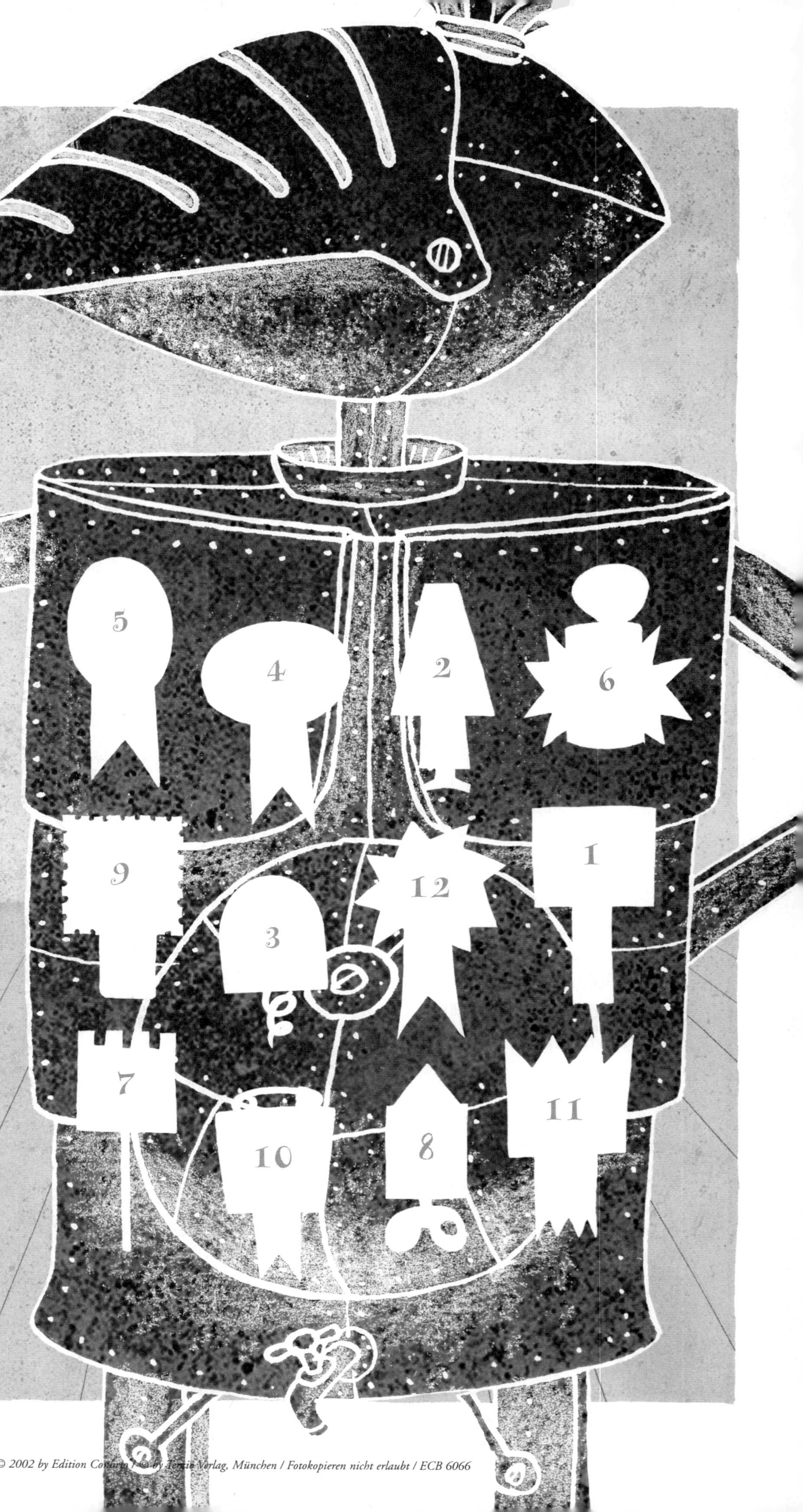

Hier können Sie die Orden einkleben, die Sie erringen, wenn Sie das jeweilige Stück ordentlich spielen. *Wann* das ist, entscheidet König Bleifuß der Verbogene. Sollte er zufällig gerade mal nicht verfügbar sein, können Sie auch Ihre Lehrerin respektive Ihren Lehrer fragen.

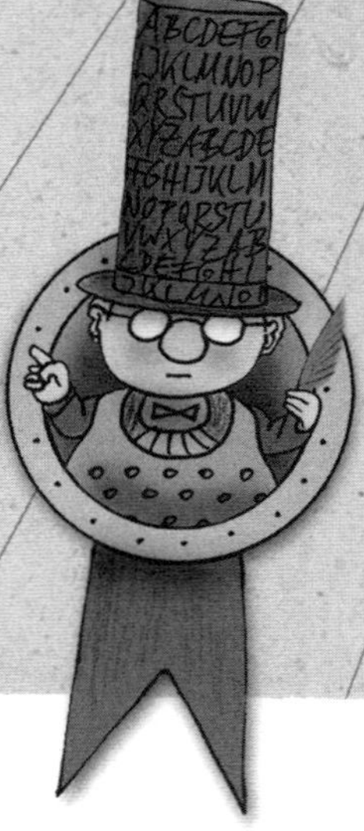

1. Mies, der Werwolf

Text: Janosa / Musik: Janosa

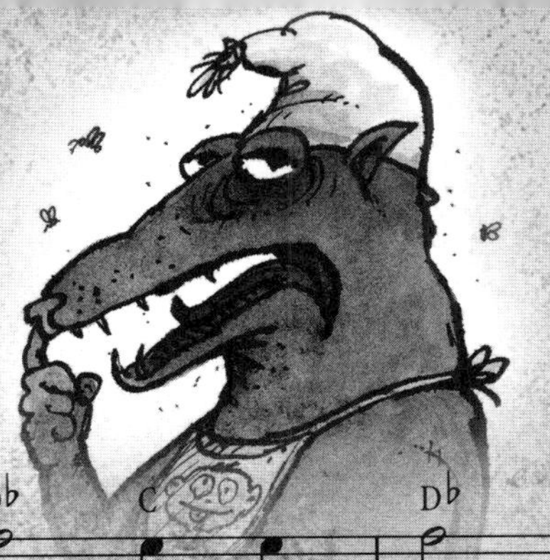

Mies, der Werwolf, ist ein ganz normaler Zeitgenosse, der außer Schlafen, Fressen, Rülpsen und Fernsehen rein gar nichts kann – aber das gut. König Bleifuß, mein sehr geehrter Arbeitgeber, schätzt diese Sorte Untertanen besonders, denn sie machen wenig Arbeit und noch weniger Ärger. Dass Mies alles in allem eine recht unkultivierte Erscheinung ist, wird dabei gerne in Kauf genommen.

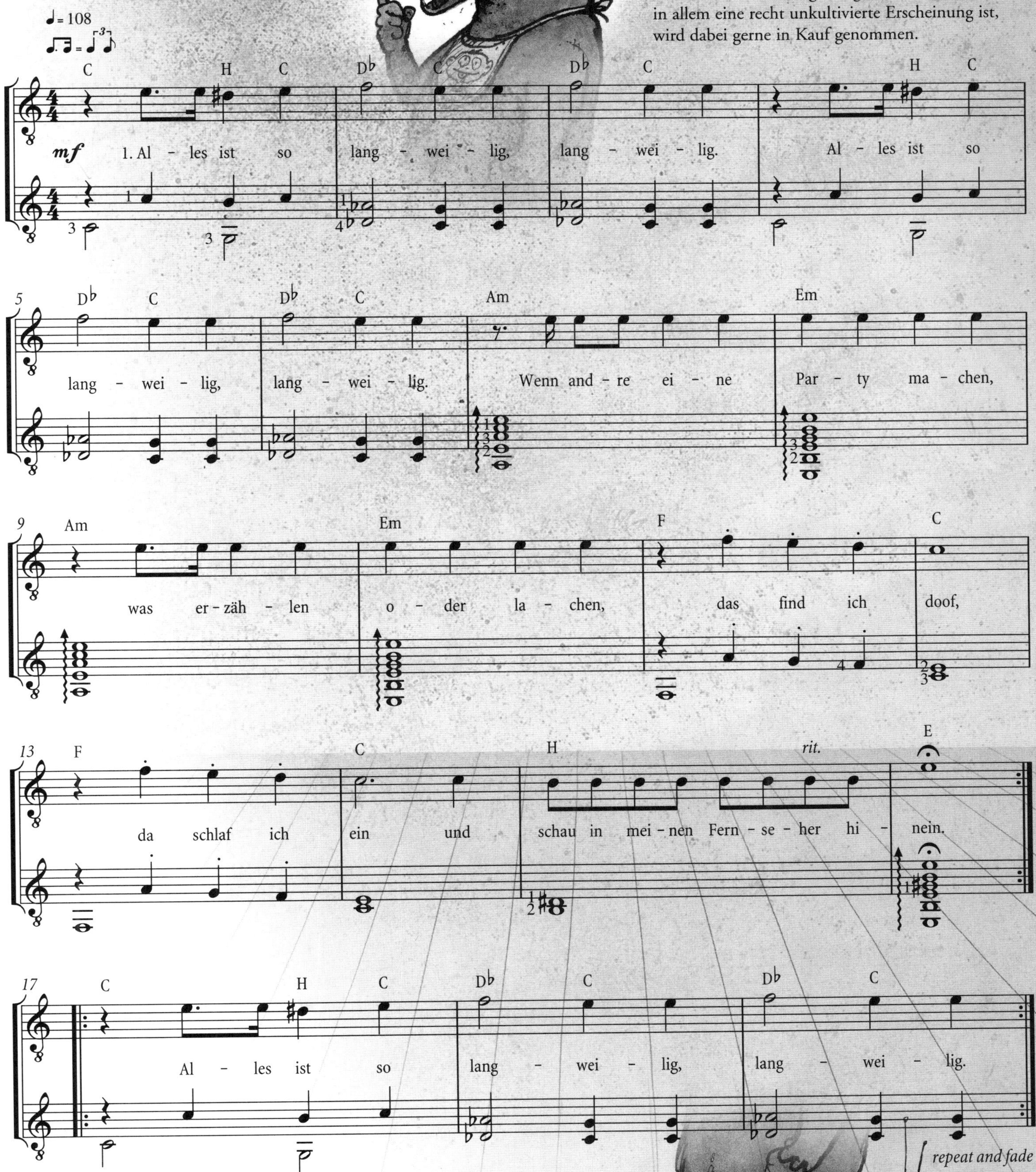

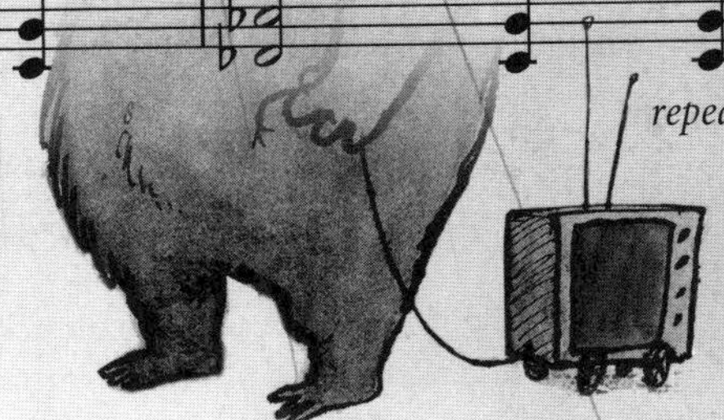

2. Alles ist so langweilig, langweilig. Alles ist so langweilig, langweilig.
Wenn andre spielen oder raufen, oder durch die Gegend laufen,
das find ich doof, da schlaf ich ein und schau in meinen Fernseher hinein.
Alles ist so langweilig, langweilig …

 –

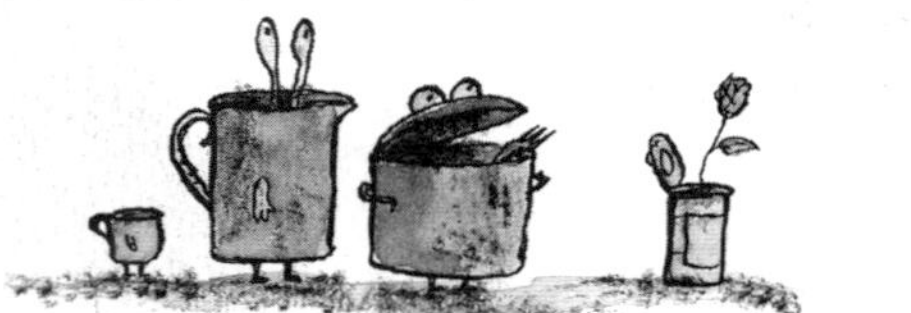

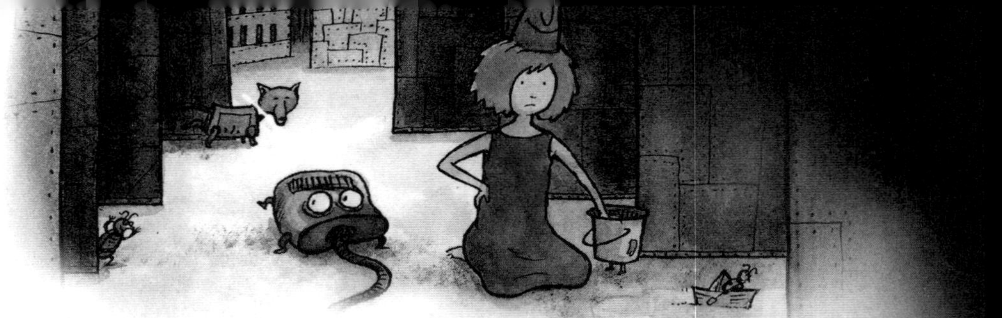

2. Burgfräulein Bö

Text: Janosa / Musik: Janosa

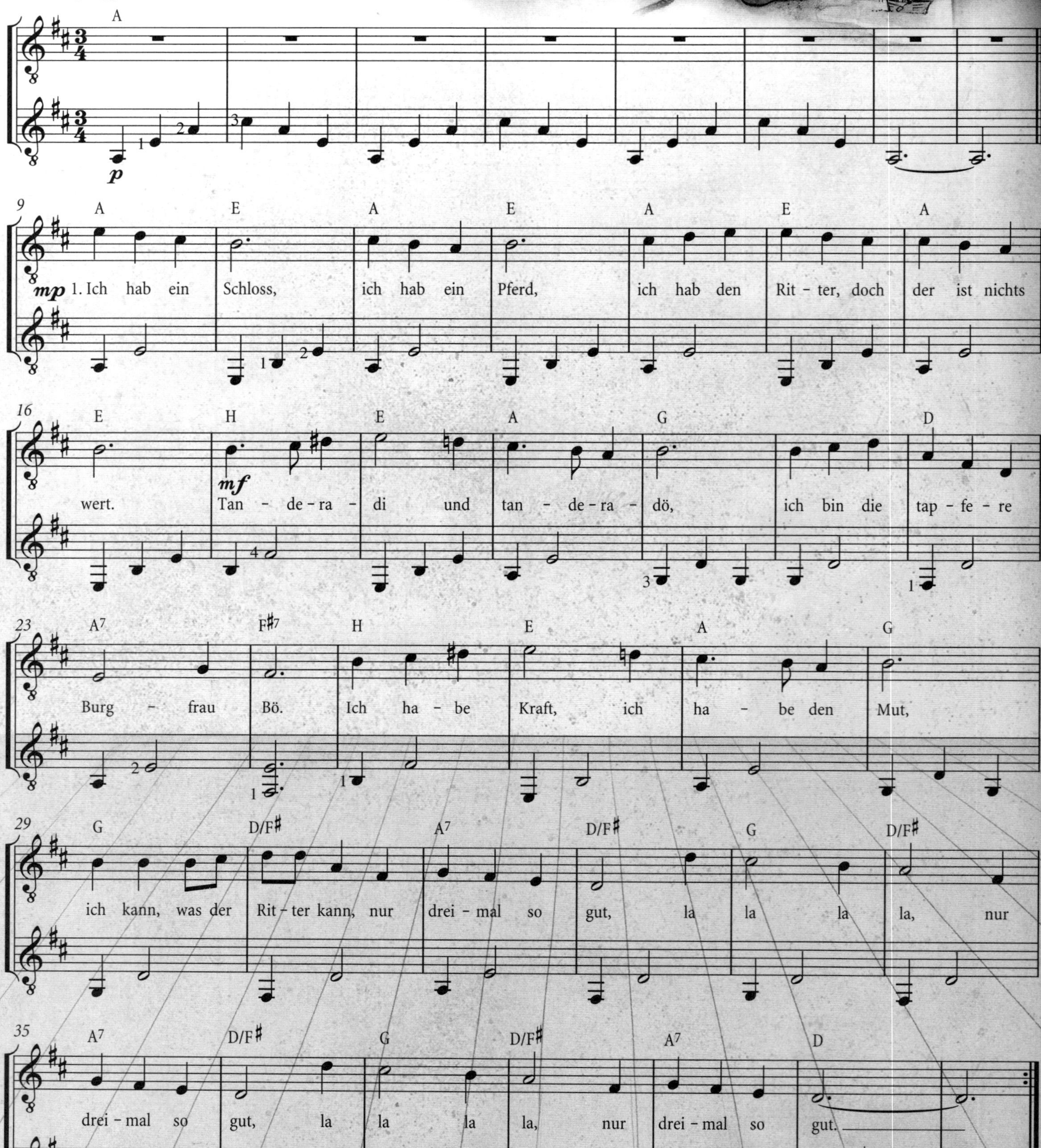

2. Ich habe Schmuck, ich habe Geld,
ich hab den Hut, der mir Unsinn erzählt.
Tanderadi und tanderadö …

3. Ich tu zwar gern auch meine Pflicht,
doch einer Frau wie mir reicht das noch nicht.
Tanderadi und tanderadö …

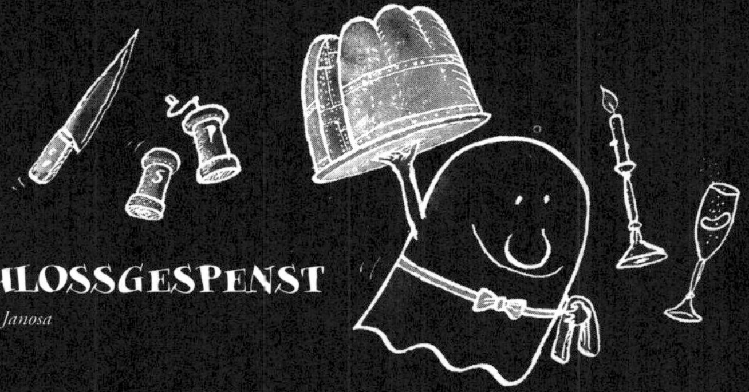

3. Das Schlossgespenst

Text: Hilbert / Musik: Janosa

Linker Hand können Sie das berühmte *Burgfräulein Bö* mit ihrem sprechenden Hut bewundern. Sie ist schön, klug und vor allem viel tapferer als der Ritter Rost, der das als echter Mann aber gar nicht gerne hört und sie lieber zum Putzen abkommandiert. Das diesseitige *Gespenst* ist eigentlich der jenseitige Don Quietsch, Ahnherr aller Röste und der Erbauer der Eisernen Burg. Wie es heißt, spukt er alle hundertsieben Jahre umher, und dann tut man gut daran, genügend Anti-Geisterspray im Hause zu haben.

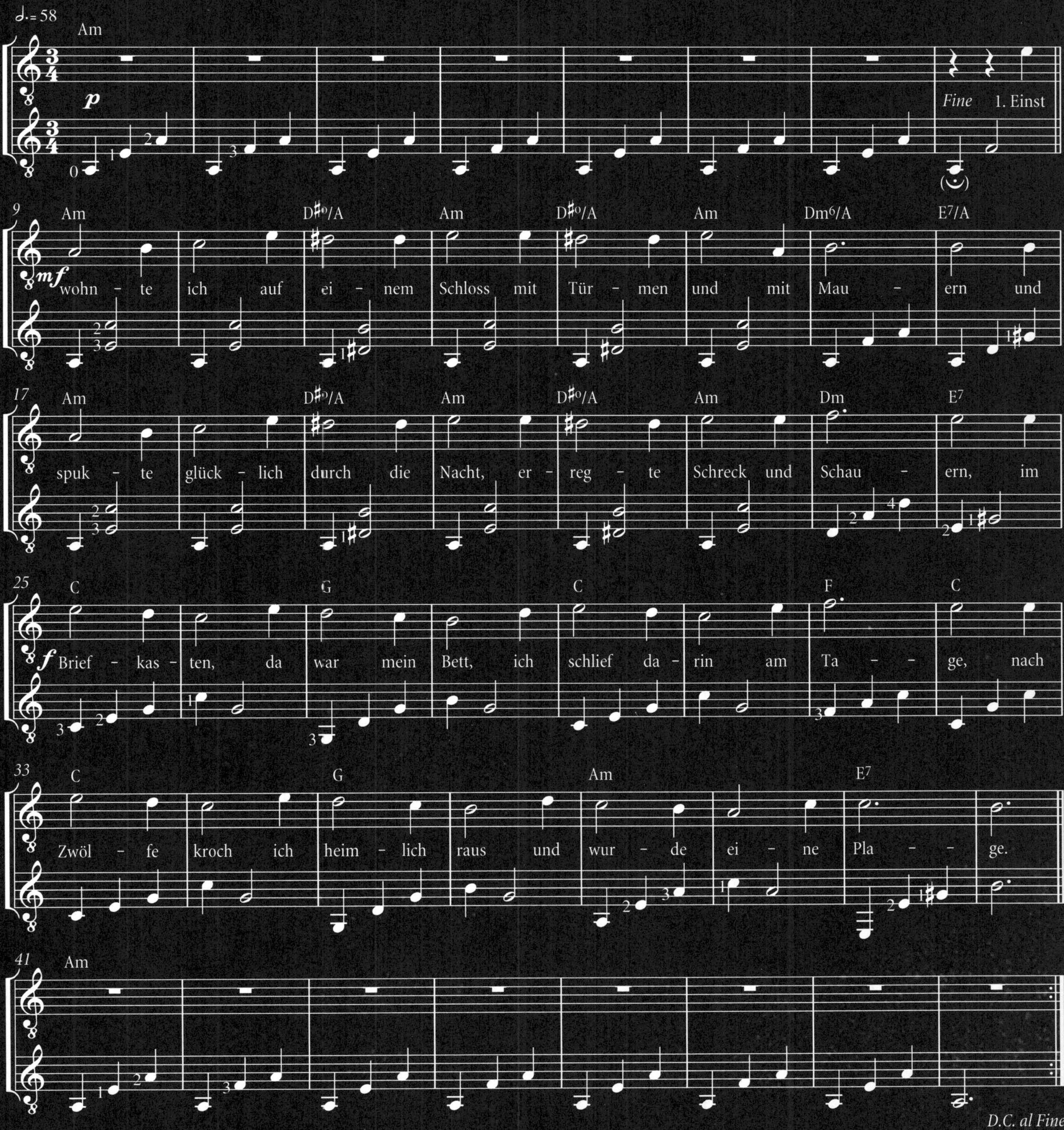

2. Die Damen hatten vor mir Angst, die Rittersleut nicht minder,
am wenigsten erschreckten sich vor mir die Ritterskinder.
Sie hatten einen Riesenspaß, anstatt sich zu erschrecken,
sie spielten mit mir Schlossgespenst mit Kissen und mit Decken.

3. Der Schlossherr hörte diesen Krach und kam, um nachzusehen,
dann schimpfte er die Kinder aus und sagte: »Du musst gehen!«
So flog ich aus dem schönen Schloss, es ist doch nicht zu fassen:
Als Geist bin ich von allen guten Geistern selbst verlassen.

4. Schimpflied des Drachen

Text: Janosa, Hilbert / Musik: Janosa

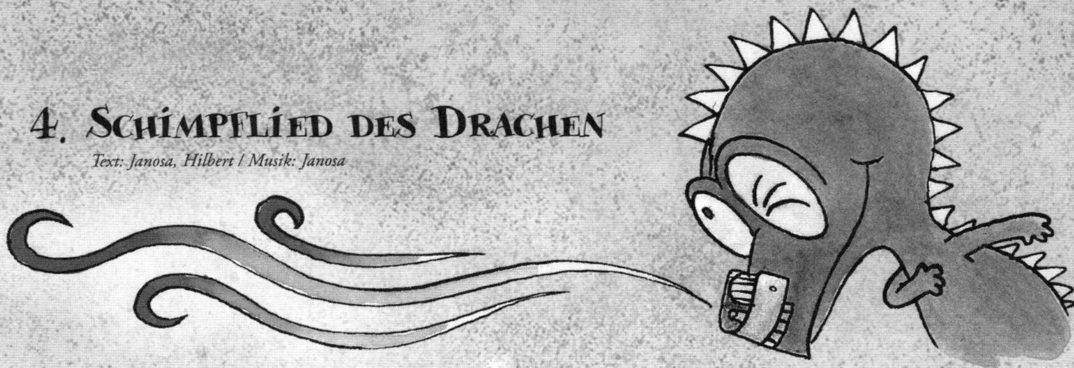

Koks, der Feuerdrache, ist zwar erst 10 Millionen Jahre alt, aber dafür schon ganz schön frech. Und was er so an Schimpfworten weiß, ist eigentlich nicht ganz jugendfrei. Daher hat König Bleifuß in seiner unaussprechlichen Schwarz- und Weisheit verfügt, dass dieses Lied – von gelegentlichen Ausnahmen abgesehen – nicht an Kinder unter 99 Jahren abgegeben werden darf.

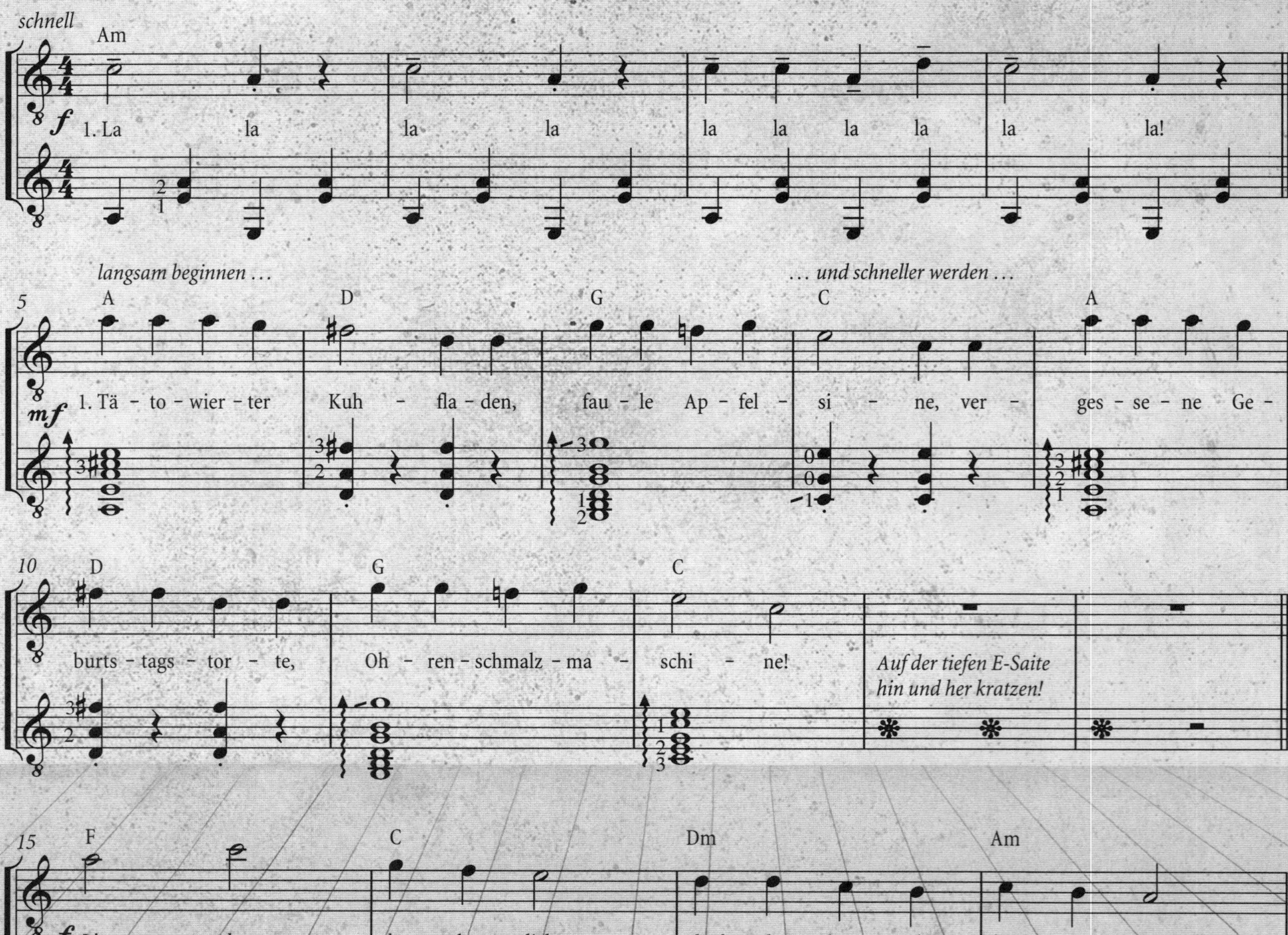

schnell
Am
1. La la la la la la la la la la!
langsam beginnen …
… und schneller werden …
A D G C A
1. Tä - to - wier - ter Kuh - fla - den, fau - le Ap - fel - si - ne, ver - ges - se - ne Ge -
D G C
burts - tags - tor - te, Oh - ren - schmalz - ma - schi - ne!
Auf der tiefen E-Saite hin und her kratzen!
F C Dm Am
Li - la - lä - cher - lich, glaubst du denn, ich fürch - te mich?
F C E Am
Ni - na - nim - mer - mehr, komm doch, komm doch her!

2. Lala, lala, lalalala lala!
Dunkelschwarzer Schleimbeutel, schlappe Eintagsfliege,
du rosarotes Schweineschwänzchen, Blechlawinenziege!
Li, la, lächerlich …

3. Lala, lala, lalalala lala!
Altersschwacher Tarzan, du ölverschmierte Funzel,
rostige Bananenschale, ranzige Rapunzel!
Li, la, lächerlich …

Mies, den Werwolf, und Koks, den Drache, habe ich bereits vorgestellt. Sehr interessante Fabelwesen sind aber auch *Graf Knoblauch*, der vegetarische Vampir sowie der lyrisch begabte *Bauchredner*. Am meisten schätzt er merkwürdige Gedichte wie dieses:

Wetterbericht
Es weht der Frühlingswind so lind,
Wie im August der Sommerwind.
Der wiederum weht so geschwind
Wie Januar der Winterwind.
Und wenn im März der Bauer gähnt,
Dann weht's wie eingangs schon erwähnt.

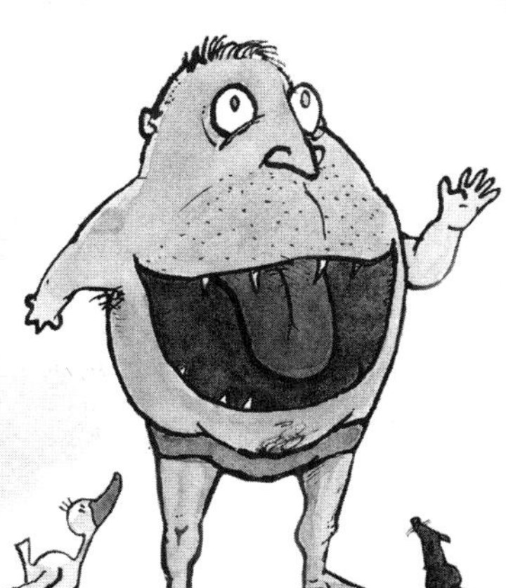

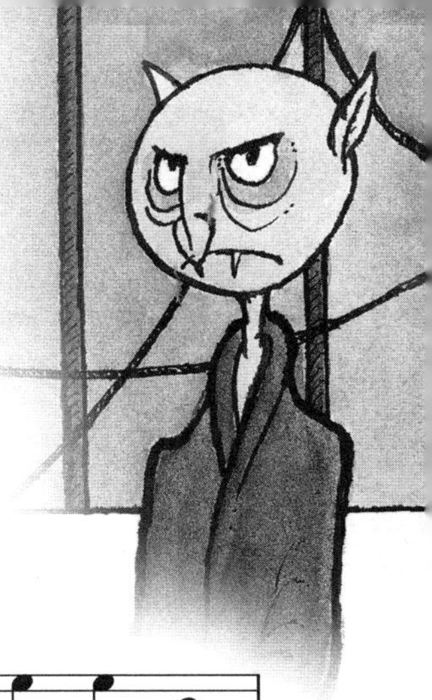

5. Hallo, Herr Zirkusdirektor

Text: Janosa / Musik: Janosa

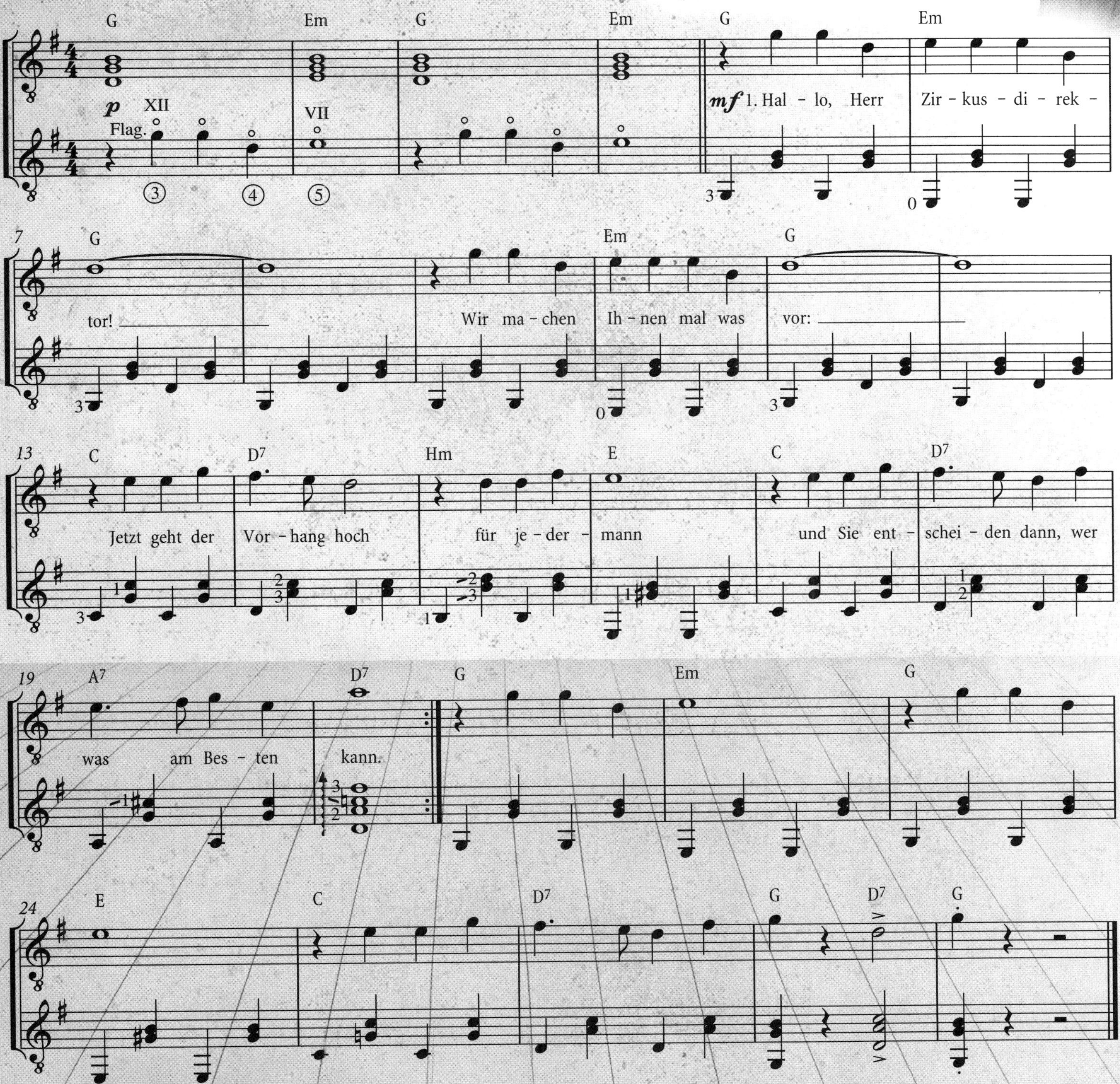

G Em G Em G Em
p XII Flag. VII
mf 1. Hal - lo, Herr Zir - kus - di - rek - tor!
7 G Em G
Wir ma - chen Ih - nen mal was vor:
13 C D7 Hm E C D7
Jetzt geht der Vor - hang hoch für je - der - mann und Sie ent - schei - den dann, wer
19 A7 D7 G Em G
was am Bes - ten kann.
24 E C D7 G D7 G

2. Vampir: Ich kann was Besseres als Ihr!
Ich bin ein nützlicher Vampir.
Wenn Frauen in der Nacht zum Kühlschrank gehn, dann öffn' ich Dosen gern mit meinen spitzen Zähn'.

3. Bauchredner: Ich kann was Besseres als Ihr!
Ich bin der größte Künstler hier.
Ich spreche ganz allein nur mit dem Bauch und das Gedichte machen, das beherrsch ich auch.

4. Koks: Ich kann was Besseres als Ihr!
Ich bin ein tolles Drachentier.
Ich spuck ein Feuerwerk zu jeder Zeit, ich mach das schönste Drachenfeuer weit und breit. *(Noch einmal Srophe 1)*

Wenn er nicht gerade mit seinem Feuergespucke die Gegend unsicher macht, lebt *Koks, der Dache,* auf der Eisernen Burg des *Ritter Rost.* Dieser ist ganz aus Blech gemacht und isst zum Frühstück am liebsten ein Müsli aus Reißnägeln und Büroklammern. »Außen hart und innen hohl«, pflegt König Bleifuß immer zu sagen, »genau wie er sollten alle unsere Ritter sein.«

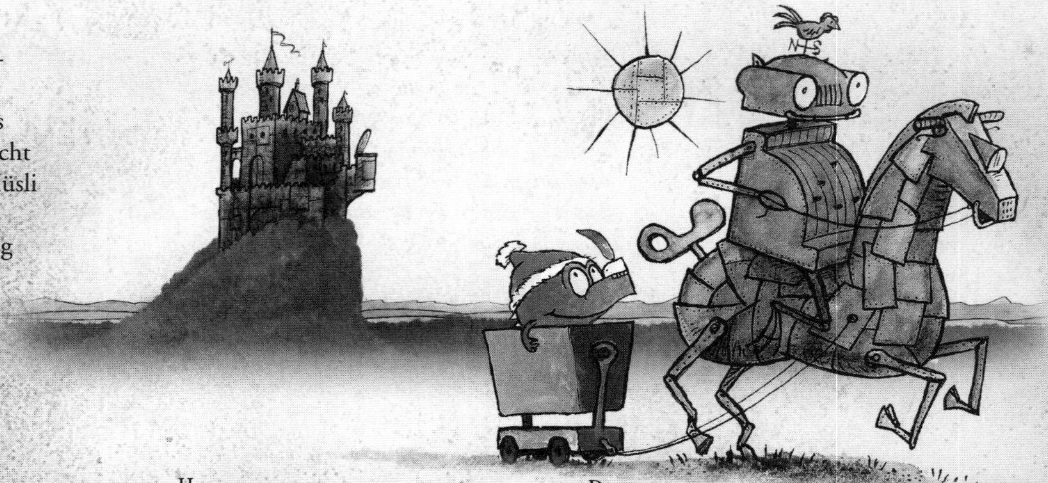

6. Koks, der Drache

Text: Janosa / Musik: Janosa

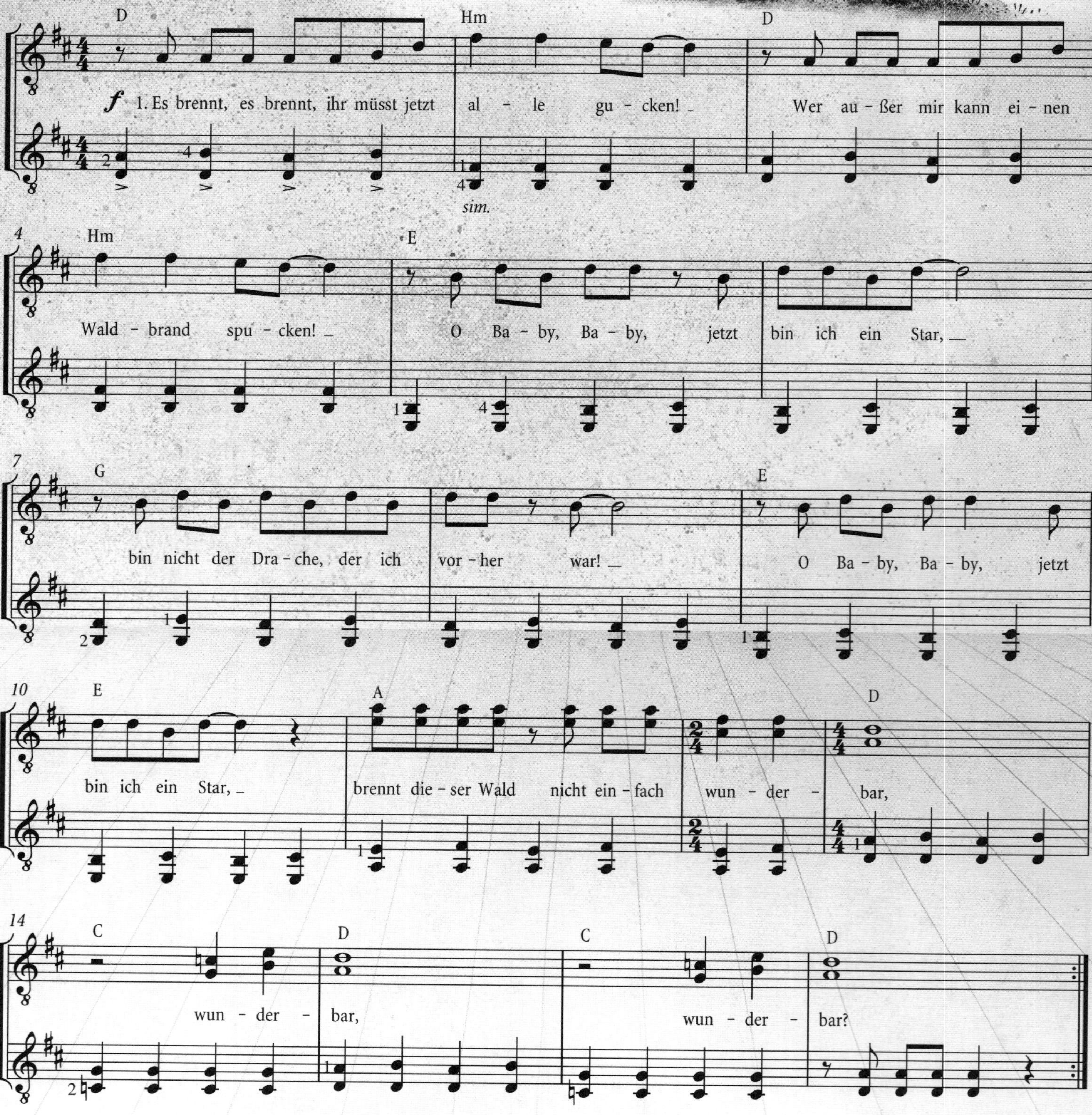

D Hm D
f 1. Es brennt, es brennt, ihr müsst jetzt al - le gu - cken! Wer au - ßer mir kann ei - nen
sim.
4 Hm E
Wald - brand spu - cken! O Ba - by, Ba - by, jetzt bin ich ein Star,
7 G E
bin nicht der Dra - che, der ich vor - her war! O Ba - by, Ba - by, jetzt
10 E A D
bin ich ein Star, brennt die - ser Wald nicht ein - fach wun - der - bar,
14 C D C D
wun - der - bar, wun - der - bar?

2. Es brennt, es brennt durch meine tolle Flamme.
Ich geb euch allen meine Autogramme!
O Baby, Baby, …

3. Es brennt, es brennt, ja, es ist heiß geworden,
ich krieg den großen, grünen Drachenorden!
O Baby, Baby, …

7. Ritter Rost

Text: Janosa / Musik: Janosa

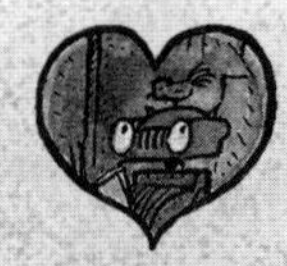

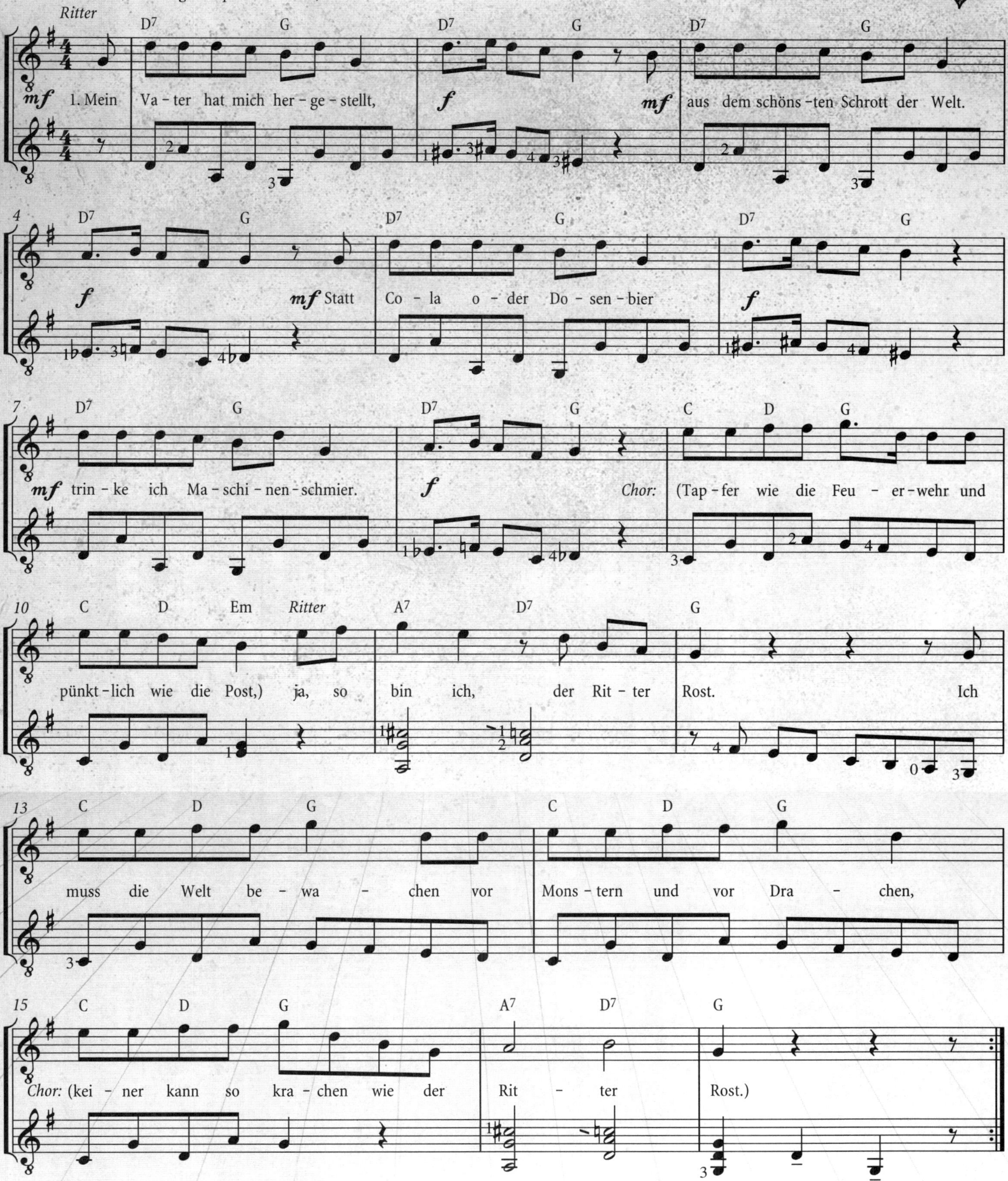
♩= 104 (Zum Singen Kapo am 4. Bund)
Ritter
1. Mein Va - ter hat mich her - ge - stellt, aus dem schöns - ten Schrott der Welt.
Statt Co - la o - der Do - sen - bier trin - ke ich Ma - schi - nen - schmier.
Chor: (Tap - fer wie die Feu - er - wehr und pünkt - lich wie die Post,) ja, so bin ich, der Rit - ter Rost.
Ich muss die Welt be - wa - chen vor Mons - tern und vor Dra - chen,
Chor: (kei - ner kann so kra - chen wie der Rit - ter Rost.)

2. Potz Wellenblech und Stacheldraht, ich räche jede Missetat!
Ist Land in Not, ist Not am Mann, presch ich mit der Lanze an.
(*Chor:* Die Bösewichte fürchten ihn in Süd und West und Ost),
ja, so bin ich, der Ritter Rost.
Ich haue auf die Schädel und Küsse hübsche Mädel,
(*Chor:* keiner ist so edel wie der Ritter Rost.

3. Und wenn ich mal nicht kämpfen kann, fang ich gleich zu rosten an.
Ich kenne weder Angst noch Schmerz, denn ich hab ein Eisenherz.
(*Chor:* Er kommt auf seinem Feuerstuhl bei Hagel, Sturm und Frost),
ja, so bin ich, der Ritter Rost.
Nein, keiner ist so listig und keiner ist so rüstig,
(*Chor:* keiner ist so rostig wie der Ritter Rost).

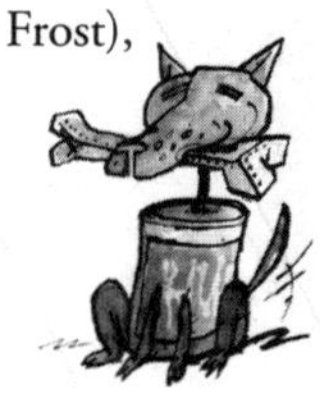

Dieses Lied ist nichts für Leute mit schwachen Nerven, denn es ist Mitternacht und zwei seltsame Gestalten spuken umher. Wenn ich bloß wüsste, wo ich sie schon einmal gesehen habe …

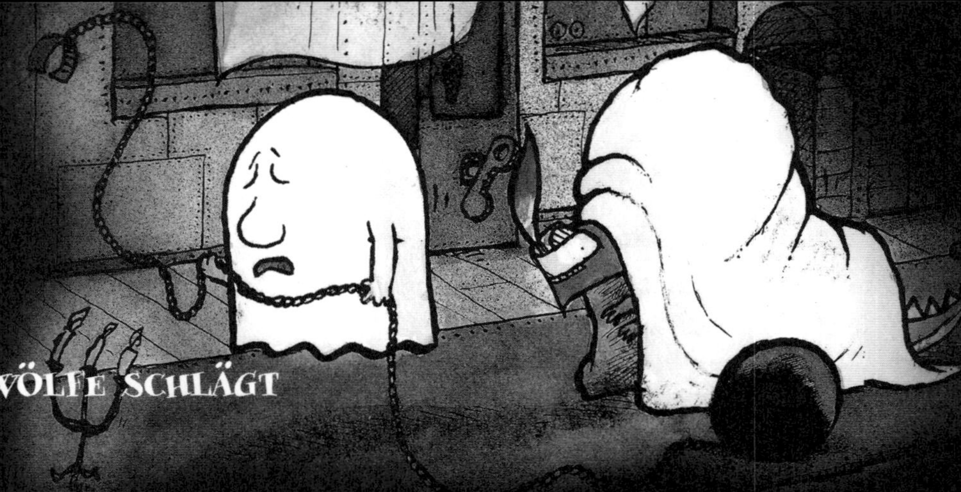

8. Wenn die Turmuhr Zwölfe schlägt

Text: Janosa / Musik: Janosa

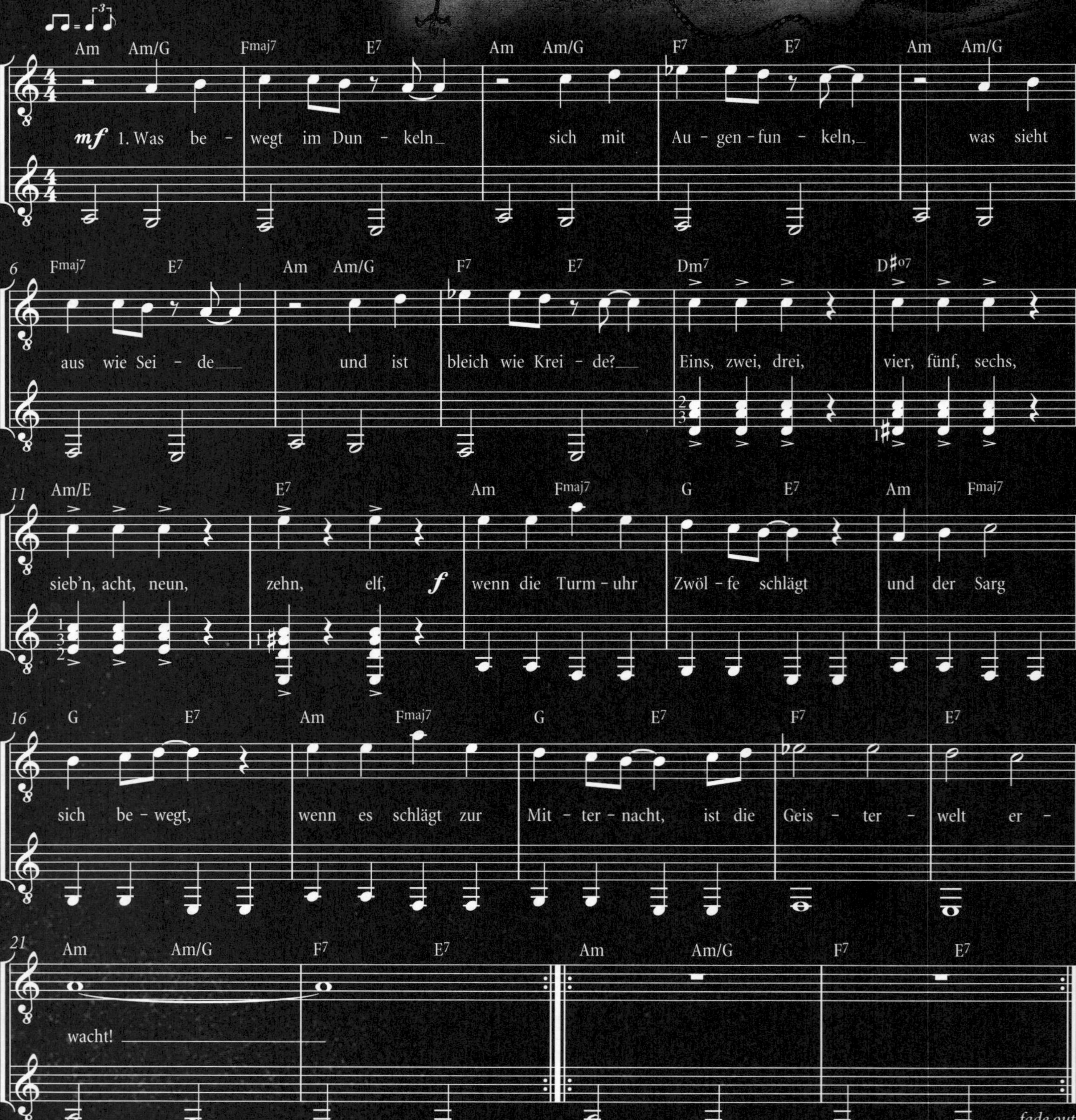

Am Am/G Fmaj7 E7 Am Am/G F7 E7 Am Am/G
mf 1. Was be - wegt im Dun - keln sich mit Au - gen - fun - keln, was sieht
Fmaj7 E7 Am Am/G F7 E7 Dm7 D♯°7
aus wie Sei - de und ist bleich wie Krei - de? Eins, zwei, drei, vier, fünf, sechs,
Am/E E7 Am Fmaj7 G E7 Am Fmaj7
sieb'n, acht, neun, zehn, elf, f wenn die Turm - uhr Zwöl - fe schlägt und der Sarg
G E7 Am Fmaj7 G E7 F7 E7
sich be - wegt, wenn es schlägt zur Mit - ter - nacht, ist die Geis - ter - welt er -
Am Am/G F7 E7 Am Am/G F7 E7
wacht!
fade out

2. Zwölfe schlägt die Stunde, horch! Im Friedhofsgrunde
rennen die Skelette klappernd um die Wette.
Eins, zwei, drei, …

3. Angst, Gefahr und Schrecken ist in allen Ecken,
Spinnenbrut in Netzen fördert das Entsetzen.
Eins, zwei, drei, …

9. Post für Ritter Rost

Text: Janosa, Hilbert / Musik: Janosa

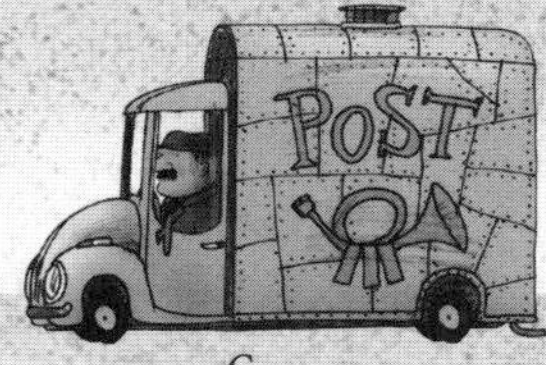

Das ist unser Briefträger *Herr Schlapinsky.* Ein netter Mensch, der nur eine einzige charakterliche Schwäche hat: Er wird leider viel zu oft von Hunden gebissen.

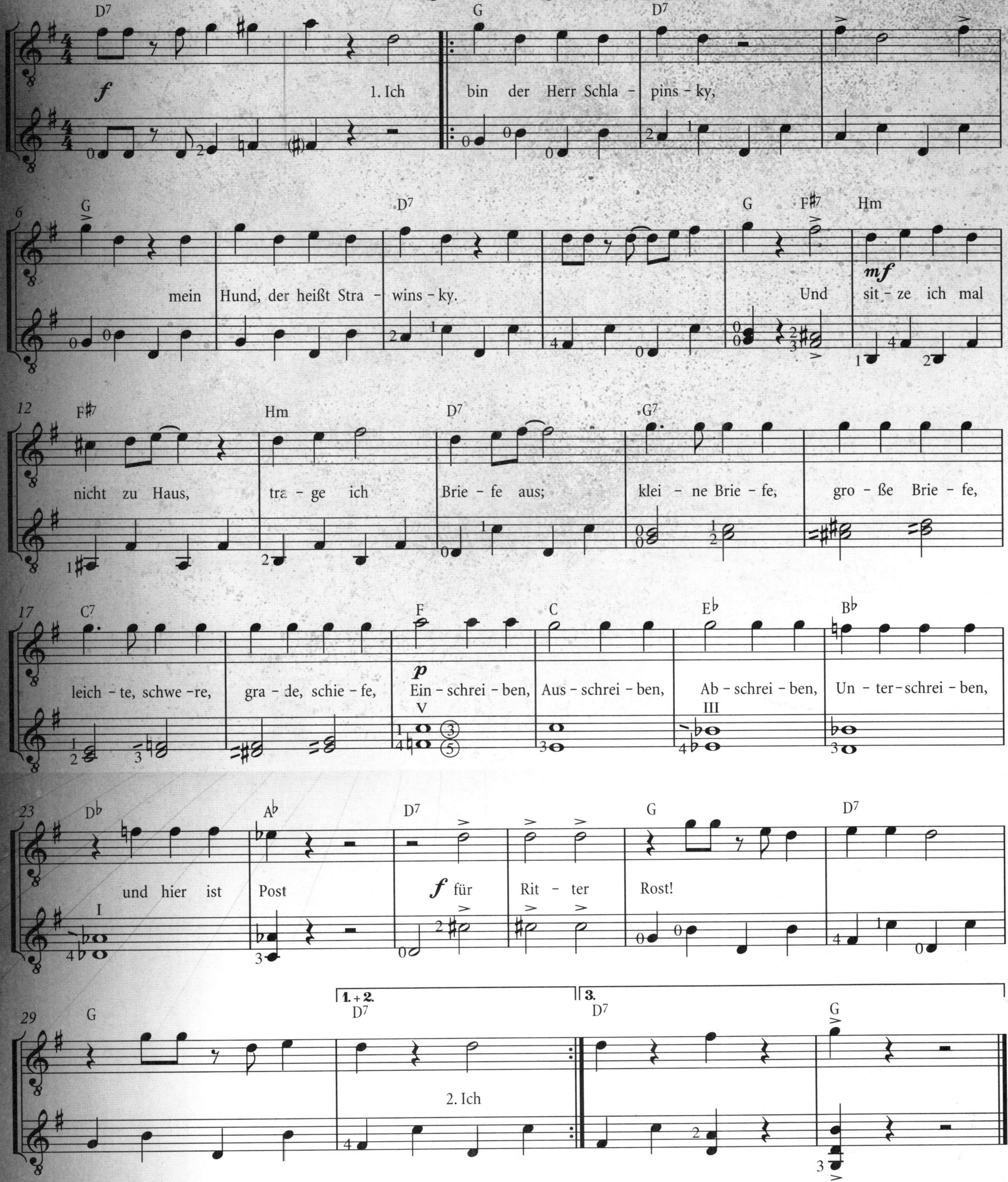

1. Ich bin der Herr Schla - pins - ky,
mein Hund, der heißt Stra - wins - ky.
Und sit - ze ich mal nicht zu Haus, tra - ge ich Brie - fe aus;
klei - ne Brie - fe, gro - ße Brie - fe,
leich - te, schwe - re, gra - de, schie - fe,
Ein - schrei - ben, Aus - schrei - ben, Ab - schrei - ben, Un - ter - schrei - ben,
und hier ist Post für Rit - ter Rost!
2. Ich

2. Ich bin der Herr Schlapinsky, mein Vogel heißt Herr Kinski.
Und sitze ich mal nicht zu Haus, trage ich Päckchen aus:
kleine Päckchen, große Päckchen, dünne und auch dicke Säckchen,
Drucksachen, Drecksachen, Wertsachen, Werbesachen,
und hier ist Post für Ritter Rost!

3. Ich bin der Herr Schlapinsky, mein Kater heißt Kandinsky.
Und sitze ich mal nicht zu Haus, trage ich Karten aus:
Glückwunschkarten, Urlaubskarten, tausend Karten aller Arten,
Ansichten, Absichten, Einsichten, Übersichten,
und hier ist Post für Ritter Rost.

 –

Oft besungen, nie bezwungen, das ist sie: *Die Eiserne Burg des Ritter Rost,* erbaut von Ahnherr Don Quietsch im Jahre *anno domini,* als wir noch alle dachten, die Welt sei eine Scheibe. Vielen ist nicht bekannt, dass Burgen aus Metall alle zweihundert Jahre zum TÜV müssen. Da dieses aber ziemlich umständlich ist, plant mein wundervoller Arbeitgeber König Bleifuß der Verbogene ein revolutionäres Gesetz, das verfügen soll, dass der TÜV-Prüfer alle zweihundert Jahre zu den Burgen muss. Das Gesetz befindet sich aber noch in Arbeit und kann vorläufig nicht abgeschlossen werden, da ich meinen Bleistiftanspitzer verlegt habe. Zwischenzeitlich arbeiten wir an einem Gesetzentwurf, der das Verlegen von Bleistiftanspitzern verbietet.

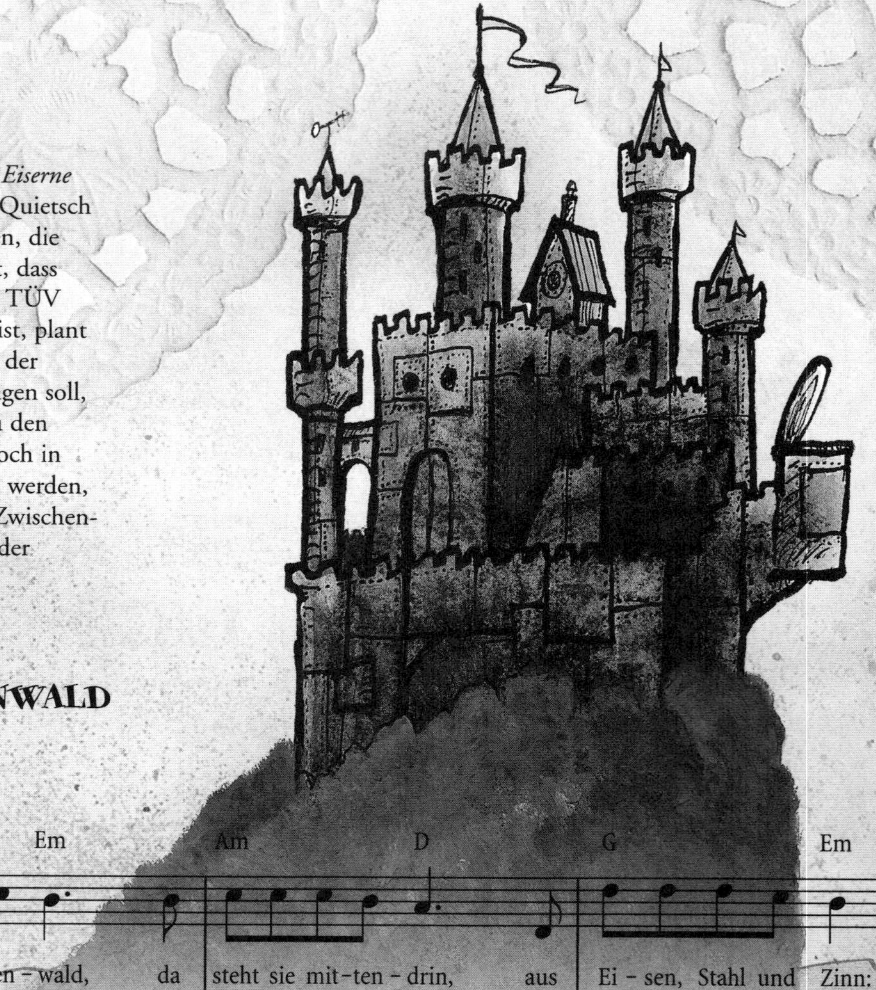

10. Tief im Fabelwesenwald

Text: Janosa / Musik: Janosa

(Zum Singen Kapo am 5. Bund)

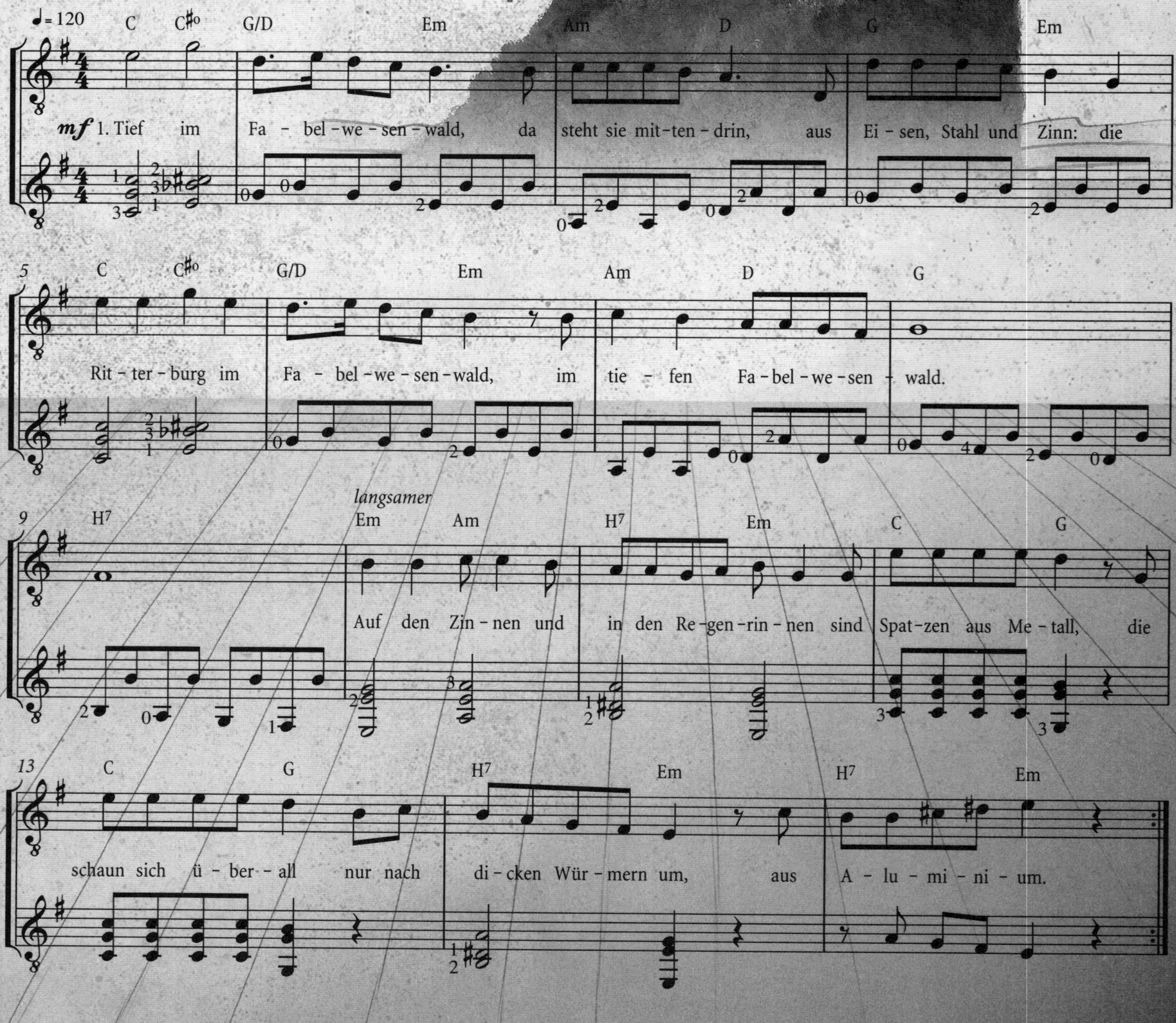
♩= 120
C C#o G/D Em Am D G Em
mf 1. Tief im Fa - bel - we - sen - wald, da steht sie mit - ten - drin, aus Ei - sen, Stahl und Zinn: die
C C#o G/D Em Am D G
Rit - ter - burg im Fa - bel - we - sen - wald, im tie - fen Fa - bel - we - sen - wald.
langsamer
H7 Em Am H7 Em C G
Auf den Zin - nen und in den Re - gen - rin - nen sind Spat - zen aus Me - tall, die
C G H7 Em H7 Em
schaun sich ü - ber - all nur nach di - cken Wür - mern um, aus A - lu - mi - ni - um.

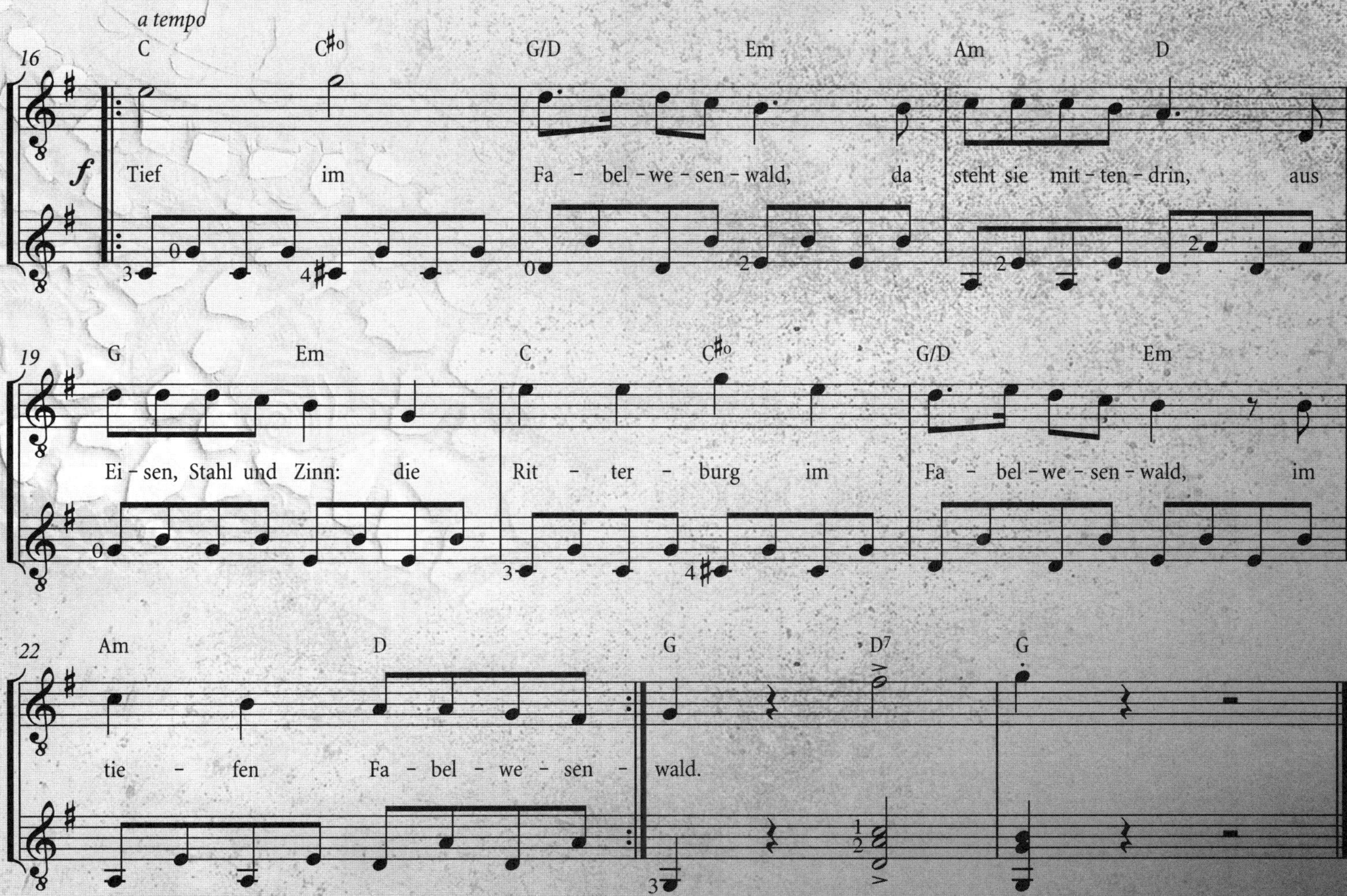

2. Tief im Fabelwesenwald, da steht sie mittendrin aus Eisen, Stahl und Zinn,
die Ritterburg im Fabelwesenwald, im tiefen Fabelwesenwald.
Auf den Türmen, da steht in großen Stürmen, bei kaltem Wind und Frost
der Burgherr Ritter Rost, nur bei Regen geht er rein, sonst rostet er noch ein.
Tief im Fabelwesenwald …

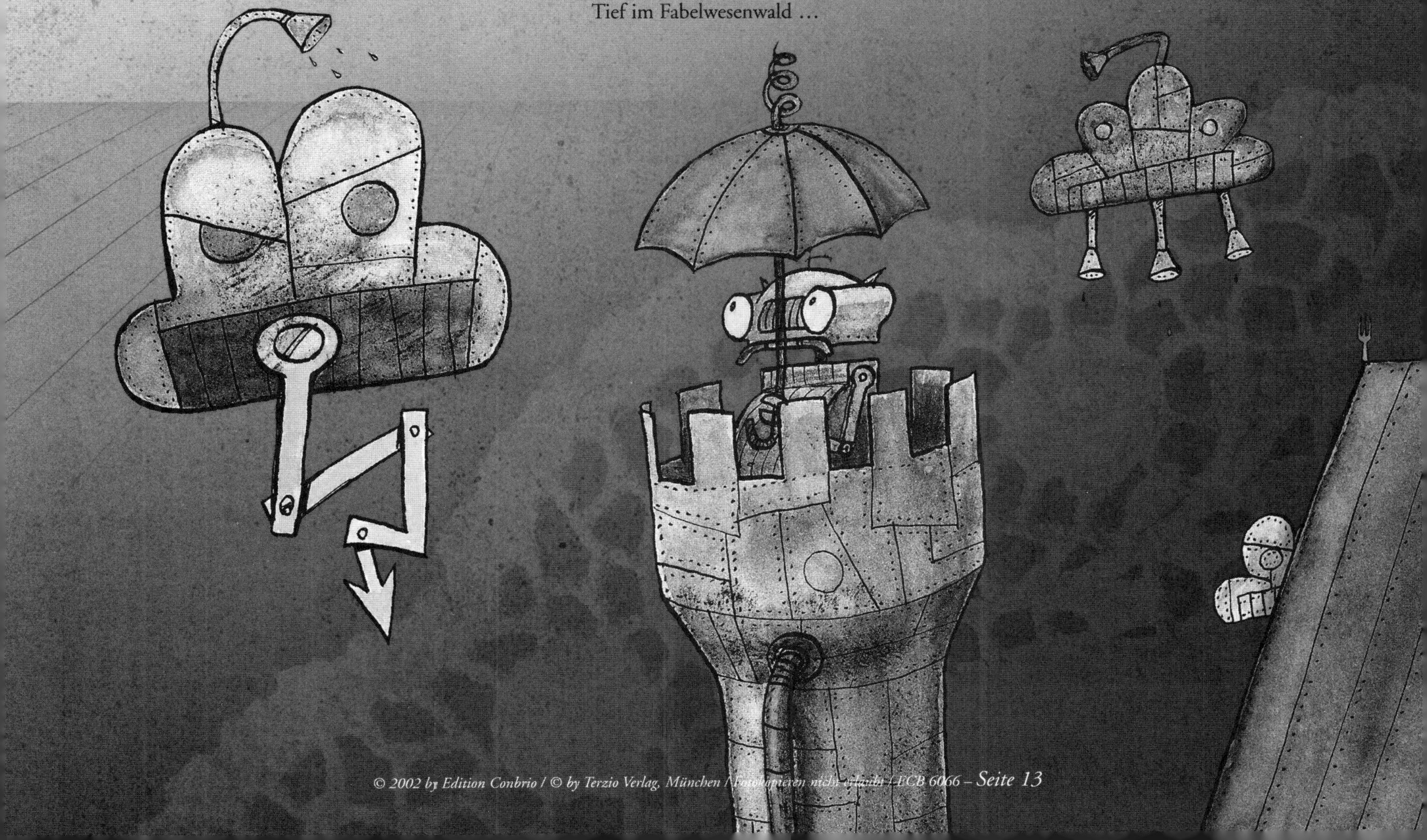

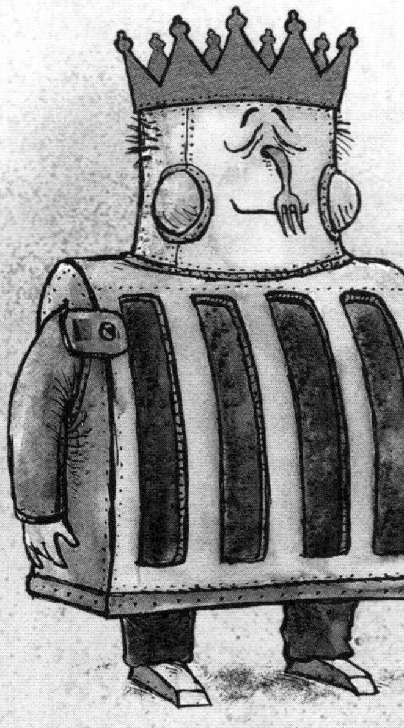

Das ist er, der kluge *König Bleifuß der Verbogene* höchstpersönlich, mein sehr geehrter Arbeitgeber. Seine kluge Klugheit ist so klug, dass alles was er sagt für die Nachwelt aufgeschrieben werden muss, wozu ich da bin, denn ich bin Ratzefummel, der königbleifüßliche Hofschreiber. Manchmal (ganz selten) ist was er sagt aber nicht ganz so klug wie unmanchmal. Dann radieren wir es lieber schnell wieder aus. Die Nachwelt muss ja nicht alles wissen – sonst kommt sie womöglich noch auf dumme Gedanken. Die schrille Dame unten rechts ist übrigens Magnesia (was meines Arbeitgebers schwerverkäufliches Töchterlein ist).

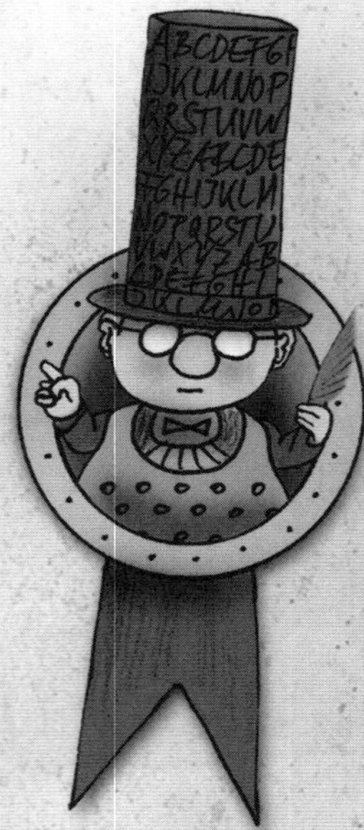

11. König Bleifuß Superhirn

Text: Hilbert, Janosa / Musik: Janosa

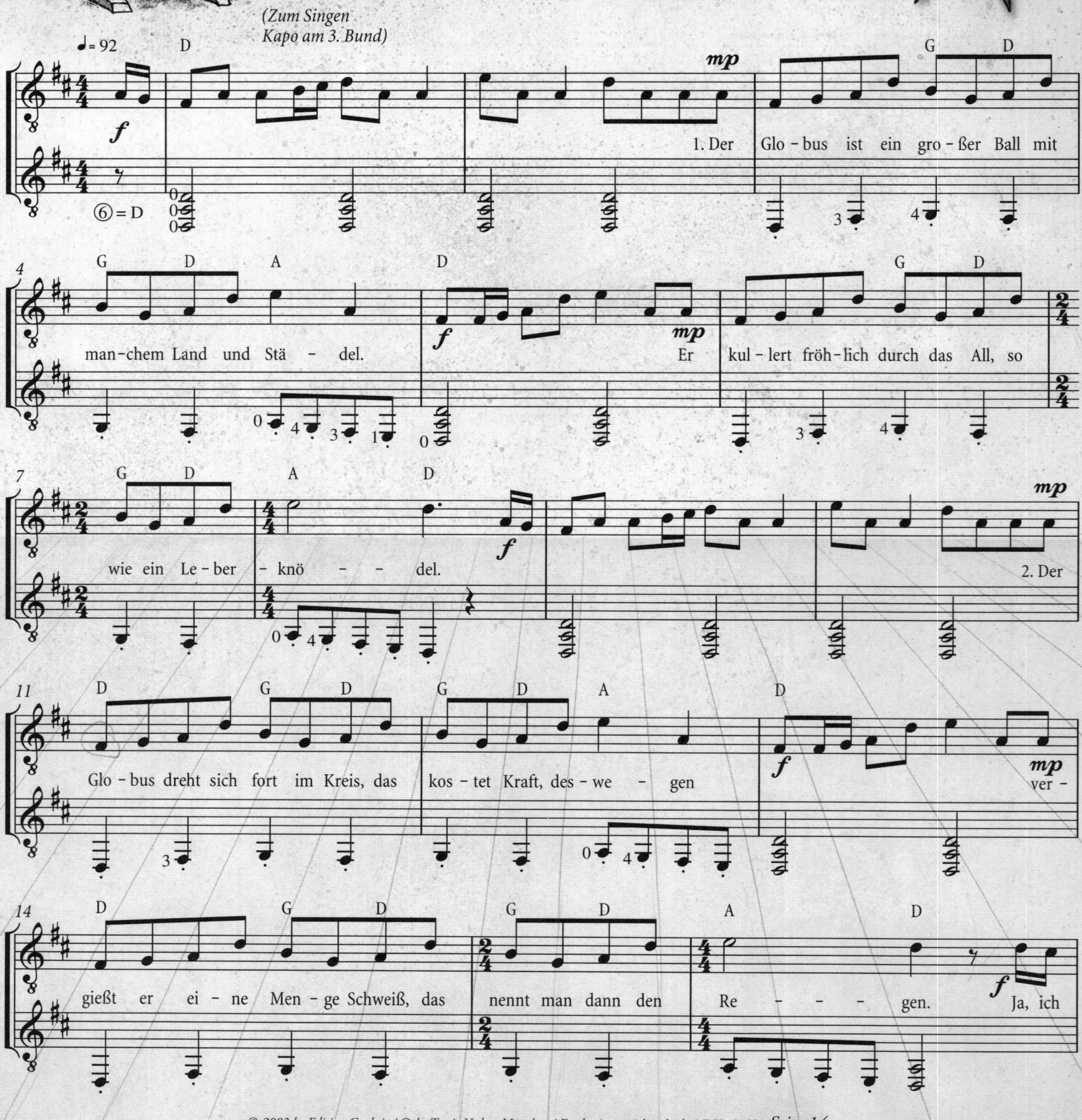

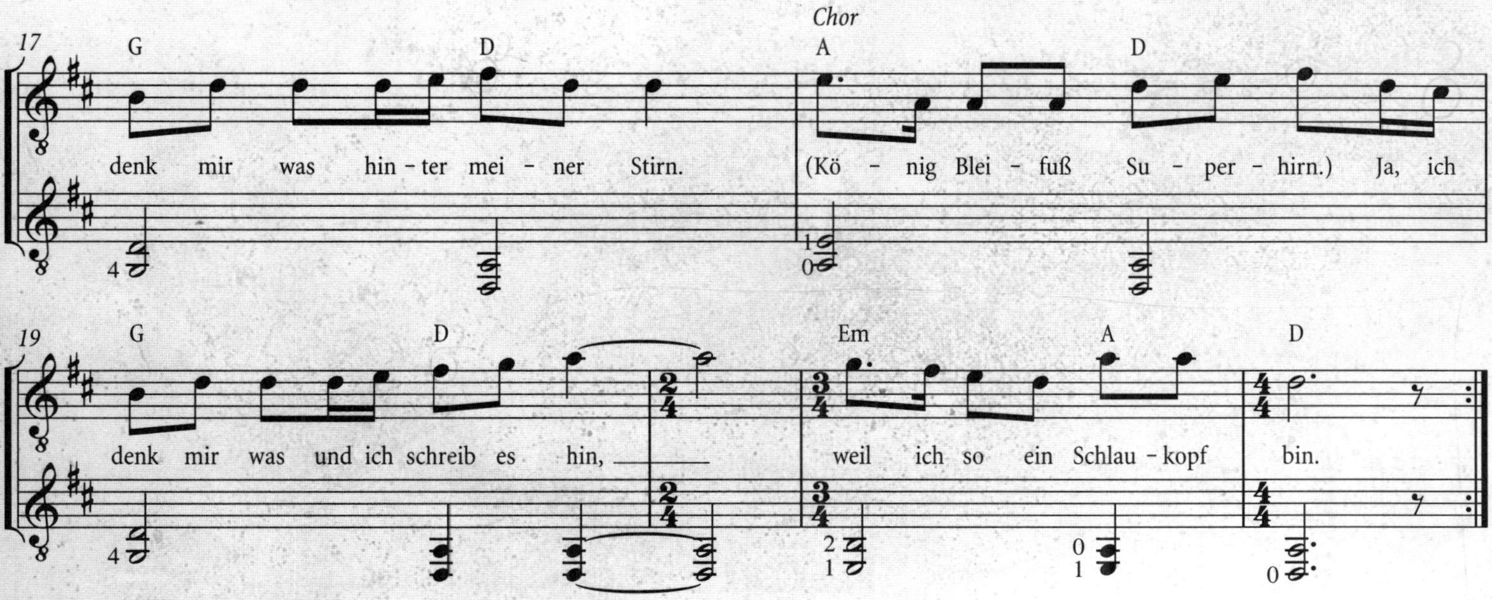

3. Der König herrscht auf dieser Welt,
weil er so furchtbar schlau ist,
vielleicht auch wegen seinem Geld,
wenn man mal ganz genau ist.

4. Das Königtum, das ist mithin
die wundervollste Gabe.
Wie schön, dass *ich* der König bin,
und hier das Sagen habe.
Ja, ich denk mir was …

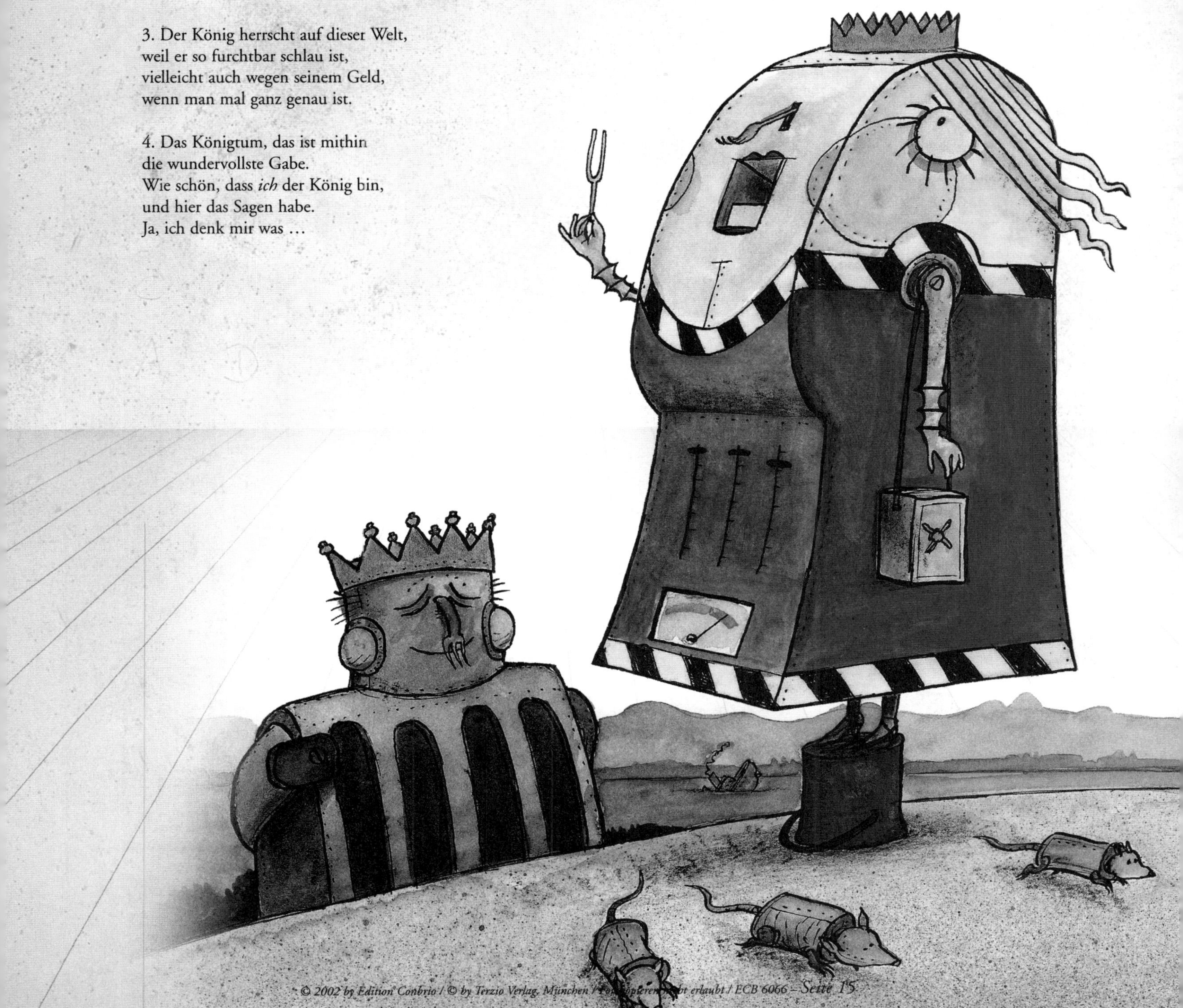

Abschließend noch eine Bitte, die mich mein Arbeitgeber weiterzuleiten bat: Gute Ritter sind sehr teuer und schwer zu bekommen. Daher bittet König Bleifuß alle seine Gegner höflichst: Machen Sie unseren Rittern keine *Angst*. Es gibt nichts Traurigeres als Ritter, die weglaufen. Sie möchten bitte so freundlich sein, dies gegebenenfalls zu berücksichtigen. Danke sehr.

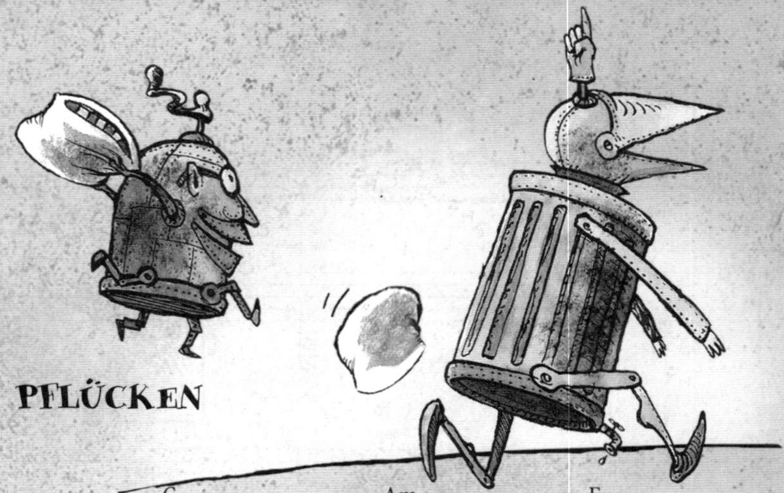

12. Zu spät zum Gänseblümchen pflücken

Text: Hilbert, Janosa / Musik: Janosa

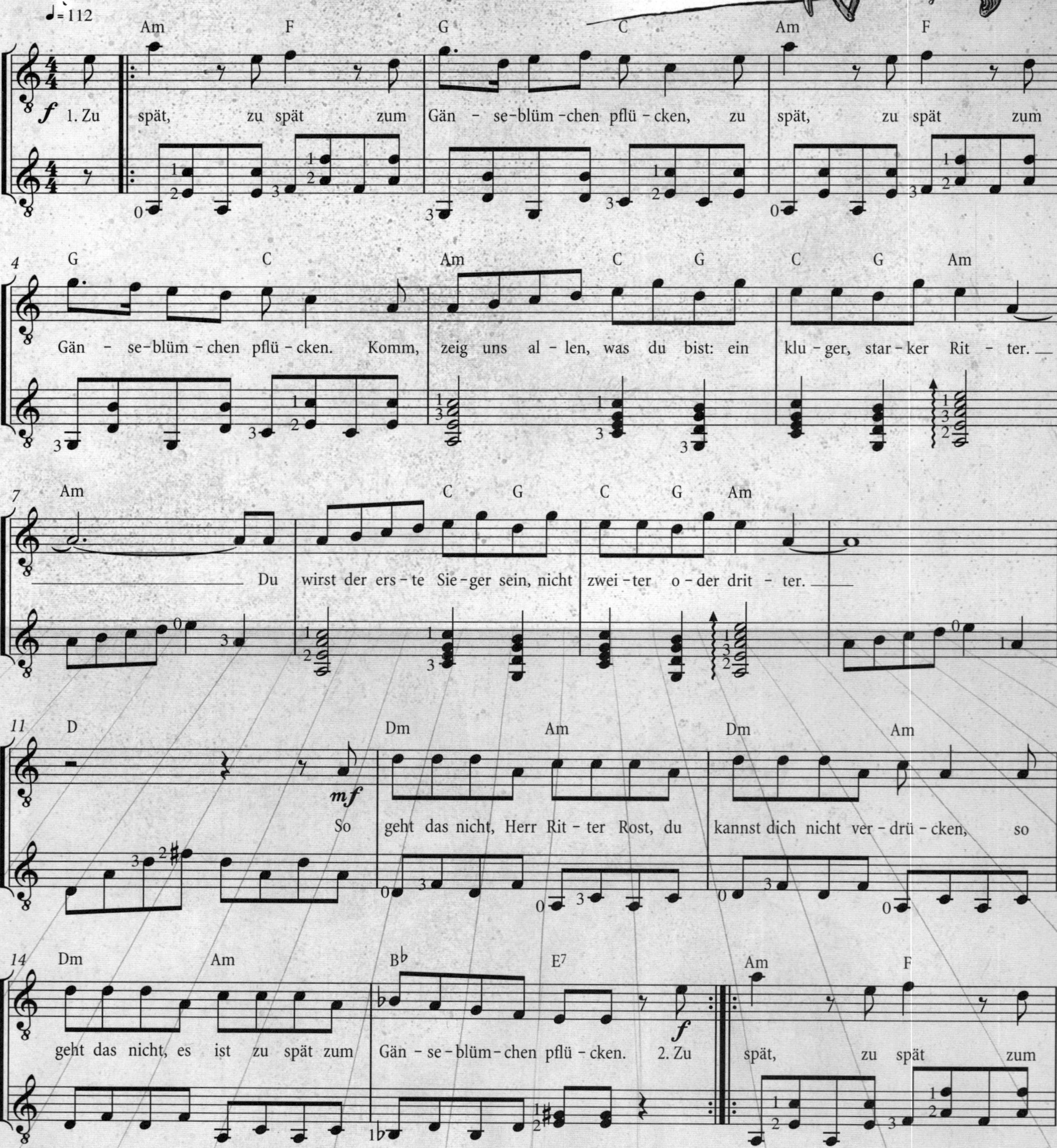

Das ganze Lied eine Oktave tiefer singen, mit Ausnahme der Takte 11–15.

